Ayuno Intermitente

52 Recetas Para Su Dieta, Fáciles Y Rápidas (Pierda Peso Y Adelgace, Libro De Cocina Para Mujeres)

Amir Villa

Publicado Por Daniel Heath

© Amir Villa

Todos los derechos reservados

Ayuno Intermitente: 52 Recetas Para Su Dieta, Fáciles Y Rápidas (Pierda Peso Y Adelgace, Libro De Cocina Para Mujeres)

ISBN 978-1-989808-07-8

Este documento está orientado a proporcionar información exacta y confiable con respecto al tema y asunto que trata. La publicación se vende con la idea de que el editor no esté obligado a prestar contabilidad, permitida oficialmente, u otros servicios cualificados. Si se necesita asesoramiento, legal o profesional, debería solicitar a una persona con experiencia en la profesión.

Desde una Declaración de Principios aceptada y aprobada tanto por un comité de la American Bar Association (el Colegio de Abogados de Estados Unidos) como por un comité de editores y asociaciones.

No se permite la reproducción, duplicado o transmisión de cualquier parte de este documento en cualquier medio electrónico o formato impreso. Se prohíbe de forma estricta la grabación de esta publicación así como tampoco se permite cualquier almacenamiento de este documento sin permiso escrito del editor. Todos los derechos reservados.

Se establece que la información que contiene este documento es veraz y coherente, ya que cualquier responsabilidad, en términos de falta de atención o de otro tipo, por el uso o abuso de cualquier política, proceso o dirección contenida en este documento será responsabilidad exclusiva y absoluta del lector receptor. Bajo ninguna circunstancia se hará responsable o culpable de forma legal al editor por cualquier reparación, daños o pérdida monetaria debido a la información aquí contenida, ya sea de forma directa o indirectamente.

Los respectivos autores son propietarios de todos los derechos de autor que no están en posesión del editor.

La información aquí contenida se ofrece únicamente con fines informativos y, como tal, es universal. La presentación de la información se realiza sin contrato ni ningún tipo de garantía.

Las marcas registradas utilizadas son sin ningún tipo de consentimiento y la publicación de la marca registrada es sin el permiso o respaldo del propietario de esta. Todas las marcas registradas y demás marcas incluidas en este libro son solo para fines de aclaración y son propiedad de los mismos propietarios, no están afiliadas a este documento.

TABLA DE CONTENIDO

Parte 1capítulo 1 - Todo Sobre La Dieta De Ayuno Intermitente 1

Capítulo 1 - Todo Sobre La Dieta De Ayuno Intermitente 2

Entonces, ¿Qué Es La Dieta De Ayuno Intermitente? 5

Capítulo 2 - Una Visión General De Las Opciones De Alimentos Saludables 9

Los Alimentos Que Deben Evitarse 12

Capítulo 3 - Semana 1: Ayuno Intermitente, Recetas De 500 Calorías 18

Tacos Blancos De Pollo 22

Sirve A Una Persona 22

Barras Inteligentes 24

Tiras De Pavo A La Miel Y Mostaza 26

Rinde: 4 Tiras - Solo Come Dos En Tus Días De Ayuno 26

Capítulo 4 - Semana 2: Ayuno Intermitente, Recetas De 500 Calorías. 28

Chili De Tortilla Y Queso 28

Arroz Frito Con Camarones 29

Batido De Banana Con Proteínas 30

Capítulo 5 - Semana 3: Ayuno Intermitente, Recetas De 500 Calorías 31

Tacos De Bistec Y Pimientos 31

Papas Rellenas De Chili Y Queso 33

Pollo Cajún Y Arroz Sucio 34

Capítulo 6 - Semana 4: Ayuno Intermitente, Recetas De 500 Calorías 36

Churrasco Con Ensalada De Rúcula Y Batatas Fritas 38

Capítulo 7 - Conclusión 40

Parte 2 43

Capítulo 1 – Introdução 44

Entendendo A Dieta Do Jejum Intermitente 47

Então, O Que Podemos Aprender Com As Dietas De Nossos Ancestrais? Algumas Coisas: 50

Mas Eu Amo Comer!!! 53

Por Que O Jejum Intermitente Ajuda Com A Perda De Peso? 55

Capítulo 2 – Sobre A Dieta Do Jejum Intermitente 59

Capítulo 3 – Refeições De 600 Calorias Da Semana 1 63

Capítulo 4 – Refeições De 600 Calorias Da Semana 2 69

Plano De Refeições Da Semana 2 71

Misture Os Seguintes Ingredientes: 72

Capítulo 5 – Refeições De 600 Calorias Da Semana 3 75

Aqui Estão Algumas Ideias De Refeição Para Usar Na Semana 3: 77

Semana 3, Plano De Refeição #2 78

Capítulo 6 – Refeições De 600 Calorias Da Semana 4 80

Aqui Vai Sua Última Refeição Do Jejum De 600 Calorias: .. 80

Modo De Preparo: 81

Capítulo 7 –Ajuda Extra Com A Dieta Do Jejum Intermitente 83

1 - Fique Ativo 83
2 - Esquente As Coisas Para Lutar Contra Os Acessos De Fome 84
3 - Um Dia De Jejum Por Vez... 85
Capítulo 8 – Conclusão 87

Parte 1

Capítulo 1 - Todo sobre la dieta de ayuno intermitente

Vivimos en una cultura que simplemente está llena de opciones de comida. No puede conducir por una calle en la mayoría de las ciudades sin encontrarse con al menos algunos restaurantes de comida rápida. Y cuando se toma en cuenta la disponibilidad para obtener alimentos en tiendas de abarrotes, tiendas de conveniencia, estaciones de servicio e incluso en línea, es fácil ver por qué tantas personas tienen problemas para seguir una dieta saludable.

Si bien es maravilloso vivir en una sociedad donde siempre hay alimentos disponibles, todos podemos entender por qué es tan difícil para las personas perder peso en estos días. Si eres alguien que come cuando estresado, le gusta comer comidas rápidas o simplemente alguien que opta por las opciones más convenientes a la hora de comer, puede ser muy difícil encontrar un plan de alimentación que le permita mantener el control con tanta comida fácilmente obtenible.

Sin embargo, si está buscando perder peso rápidamente, y quiere hacerlo sin recurrir a otra dieta de moda que es casi seguro que le fallará a largo plazo, la dieta de ayuno intermitente puede ser justo lo que ha estado buscando. Este plan de dieta, que consiste en comer una dieta bien balanceada la mayoría de los días, mientras limita las calorías durante ciertos periodos de tiempo preplanificados, ha demostrado ser exitoso para millones de personas que realmente quieren perder peso y ponerse en forma. .

Desde fisicoculturistas hasta atletas profesionales, hay muchas personas que han descubierto que la pérdida de peso en ayunas intermitente no solo es posible, sino que también es muy fácil y agradable.

Puede parecer contrario a la intuición pensar que un período corto de calorías muy bajas podría ser fácil de seguir para perder peso, pero este método es muy poderoso y muy fácil también.

Entonces, ¿qué es la dieta de ayuno intermitente?

Tal vez sea mejor diseñar un horario de ayuno intermitente típico para ayudarlo a comprender. Aquí hay un breve desglose de cómo aconsejo a las personas que se acerquen al ayuno intermitente:

Los días 1 a 5 son días en los que come un poco por debajo de su mantenimiento calórico. Para la mayoría de las personas esto significa comer entre 1500 y 2000 calorías.

El día 6 es un día en el que puede comer un poco más de lo que comió durante los primeros cinco días. Le recomiendo que coma entre 500 y 1000 calorías más que durante los días 1 a 5.

El día 7 es tu día de ayuno. Este es un día en el que no pasará completamente sin comer, pero limitará su ingesta calórica a aproximadamente 500 calorías.

Una vez que haya terminado con el día 7, vuelva a comenzar el ciclo. El truco está en superar ese día de ayuno sin hacer trampa en su dieta o tirar la toalla por completo. Para hacerlo con éxito, necesita tener algunas recetas rápidas a las que pueda acudir cuando ingiera una ingesta calórica muy limitada (en este caso, de 500 calorías).

Ahí es donde este eBook entra en la ecuación. Ahora que comprende los conceptos básicos de cómo funciona una dieta de ayuno intermitente, este libro electrónico le brinda la pieza faltante del rompecabezas: recetas sabrosas, nutritivas y simples que puede usar en sus días de ayuno.

Las recetas de las que hablaremos un poco más tarde son todas las recetas de 500 calorías que son fáciles de preparar, llenan, y todas tienen un sabor lo suficientemente bueno como para ayudarlo a seguir con su día de ayuno para el éxito de la pérdida de peso a largo plazo.

En realidad, discutiremos cuatro semanas completas de recetas que puede utilizar a medida que avanza en su primer mes de ayuno intermitente de 500 calorías. Sin embargo, antes de llegar a los meses completos de recetas bajas en calorías, vamos a analizar algunas de las elecciones inteligentes de alimentos que debe tomar mientras trabaja con la dieta de ayuno intermitente.

Es posible hacer este tipo de dieta utilizando prácticamente cualquier tipo de alimento. Pero si realmente desea estar lo más sano, delgado y en forma posible, es mejor considerar cuidadosamente los alimentos que come; Especialmente en tus días de ayuno muy bajos en calorías.

Desea obtener tanto poder nutricional como pueda cuando está comiendo solo 500 calorías en sus días de ayuno.

En el siguiente capítulo, analizaremos algunas de las cosas que debe tener en cuenta cuando está siguiendo esta dieta y el poder de ciertas opciones de alimentos para perder peso rápidamente y mantenerse lo más saludable posible.

Capítulo 2 - Una visión general de las opciones de alimentos saludables

Como mencioné en el capítulo anterior, puede optar por comer casi cualquier cosa, siempre y cuando el total de calorías consumidas sea de aproximadamente 500 calorías en sus días de ayuno. Sin embargo, dicho todo esto, le conviene a usted elegir alimentos inteligentes, especialmente en los días en los que está limitando gravemente su consumo de calorías.

Conoces el viejo dicho que dice: "¡Eres lo que comes!", ¿Verdad? Bueno, es verdad. Usted realmente es lo que come, y elegir los alimentos correctos contribuye en gran medida a mantener la salud, la vitalidad y el bienestar. Y también puede aumentar sus posibilidades de perder peso rápidamente asegurándose de que los alimentos que consume sean saludables, saludables y nutritivos.

Recomiendo consumir una dieta que esté prácticamente libre de alimentos procesados. Trate de comer alimentos que sean alimentos integrales. ¿Qué significa esto? Bueno, intenta ver las etiquetas de los ingredientes en los alimentos que comes. Los alimentos que contienen uno o posiblemente dos ingredientes son más que probables los alimentos integrales. Pero los alimentos que contienen una gran lista de ingredientes probablemente se han procesado de ocho maneras desde el domingo.

Los alimentos procesados normalmente están rellenos con sodio, jarabe de maíz alto en fructosa, harina blanca y refinada y toda una serie de sabores, colores e ingredientes artificiales que son simplemente malos para la salud.

Sé que no es realista esperar que nunca comas alimentos procesados, pero debes hacer todo lo posible para reducir la ingesta de alimentos procesados tanto como sea posible. Si te concentras en comer fuentes de proteínas magras, frutas, verduras, nueces y semillas, encontrarás que es fácil evitar la comida chatarra procesada mientras sigues comiendo mucha comida que sabe bien, te llena y realmente promueve un estilo de vida más saludable.

Los alimentos que deben evitarse

Aquí hay algunos alimentos que creo que deberías evitar como la plaga en la dieta de ayuno intermitente. Diablos, incluso le aconsejo que evite estos alimentos en su mayor parte, incluso si decide dejar la dieta AI. Cuanto más pueda reducir su ingesta diaria de estos tipos de alimentos, mejor se sentirá cuanto más peso perderá y mejor será la calidad de vida en general.

Estos son los alimentos que debe evitar mientras está en la dieta de ayuno intermitente:

Alimentos con alto contenido de sodio.

Productos de harina blanca: pan blanco, pasta, etc.

Comidas rápidas: hamburguesas, pizzas, tacos, etc.

Alimentos con jarabe de maíz alto en fructosa.

Alimentos fritos.

Sé que querrás complacer y comer algunos de estos alimentos de vez en cuando, y deberías. No es que sea tan saludable comer este tipo de alimentos, pero comer una merienda pecaminosa de vez en cuando (preferiblemente en el Día 6 de las comidas con mayor contenido calórico) puede ayudarlo a sobrellevar las limitaciones que establece en ti mismo durante otros días de dieta intermitente en ayunas. Simplemente no se exceda en esos días de mayor ingesta calórica y haga lo que pueda para evitar estos alimentos en los otros seis días de su dieta, especialmente en su día de pseudo-ayuno de 500 calorías.

Ahora que hemos hablado acerca de algunos alimentos que deben evitarse / consumirse con moderación, hablemos sobre los tipos de alimentos que deberían constituir la mayor parte de su dieta. No es una buena idea adoptar un enfoque de "solo calorías" para hacer dieta. Si bien es importante controlar su ingesta calórica total, es mejor hacerlo en conjunto con opciones de alimentos inteligentes y saludables. Con esto en mente, aquí hay algunos de los alimentos que deberían constituir la mayoría de las calorías que consume de manera regular, especialmente en sus días de ayuno:

Carne magra
Pechuga de pollo sin hueso / sin piel
Huevos
Alubias
Nueces - todas las variedades y crudas cuando sea posible
Frutas: de todo tipo, pero frescas, enteras y sin procesar.
Verduras - igual que con las frutas.

Puedes comer algunos granos integrales y productos lácteos, pero hazlo con moderación. Por ejemplo, una taza de yogur griego cada pocos días no es una mala idea, pero beber una o dos tazas de leche o comer queso todos los días definitivamente no es una buena idea. Concéntrese siempre en comer proteínas magras en combinación con frutas y verduras enteras. Agregue algunas nueces y semillas crudas y saludables, y tendrá la base para una dieta muy saludable que le dará mucha energía y le ayudará a aumentar su metabolismo para una pérdida de peso súper rápida.

Algunas personas descubren que pierden mucho peso simplemente eliminando las comidas rápidas y procesadas de sus dietas. Sugiero simplemente eliminar estos alimentos una o dos semanas antes de saltar al plan de pérdida de peso en ayunas intermitente en toda regla. Es posible que se sorprenda de cuánto peso perderá simplemente eliminando esas malas elecciones de alimentos durante unas pocas semanas.

Por lo tanto, si tuviera que escribirle una receta para alimentos saludables que estimulen la pérdida de peso, le diría que debería hacer que su alimentación diaria se base sólidamente en torno a las fuentes de proteínas magras, un montón de vegetales de hojas verdes, algunas porciones de frutas para su antojo dulce y algunas nueces y semillas para asegurarte de que consumes muchos ácidos grasos Omega saludables todos los días.

Al concentrarse en estos tipos de alimentos y eliminar los alimentos excesivamente procesados que son tan comunes en las dietas de la mayoría de las personas, se sorprenderá de los resultados que obtiene. Y cuando use este estilo de comer con el estilo de dieta de ayuno intermitente, quedará literalmente asombrado ante los resultados que obtiene.

Esté preparado para que muchas personas le pregunten si ha perdido peso o le digan que se ve mejor que nunca, porque esas son solo algunas de las reacciones que las personas suelen tener cuando se apegan al plan de pérdida de peso de ayuno intermitente para solo algunas semanas.

Bueno, hemos cubierto mucho terreno en tan solo un corto período de tiempo en este capítulo. Ahora es el momento de poner las cosas en marcha. En los siguientes capítulos encontrará un puñado de recetas de 500 calorías que puede utilizar durante sus días de ayuno. Las primeras semanas incluyen algunos alimentos "divertidos" que hacen que sea más fácil seguir con sus días de ayuno. Las semanas 3 y 4, sin embargo, incluyen recetas más magras / sinuosas que te ayudarán a concentrarte y perder grasa corporal rápidamente durante las dos últimas semanas de tu primer mes con la dieta de ayuno intermitente.

Capítulo 3 - Semana 1: Ayuno Intermitente, recetas de 500 calorías

¡Finalmente estamos aquí! Ahora vas a encontrar algunas recetas rápidas, fáciles y nutritivas que puedes usar en tus días de ayuno de 500 calorías. Por diseño, he incluido solo recetas que son prácticas, fáciles de hacer en tan solo unos minutos y lo suficientemente sabrosas para satisfacer sus antojos en aquellos días en los que elige comer un menú con menos calorías.

Tenga en cuenta que incluso con las mejores recetas disponibles para estos días, el hecho de que una dieta / ayuno muy bajo en calorías requiere ser disciplinado y concentrado. La mayoría de nosotros hemos condicionado nuestros cuerpos para que esperen miles de calorías en un día determinado. Como tal, el cuerpo a veces luchará contra usted en su búsqueda para ayunar y perder peso.

Recuérdese estos hechos y que su día de ayuno es solo de 24 horas, antes de comenzar.

Aquí hay algunos consejos rápidos que le ayudarán a seguirlo en sus días de ayuno también:

Doble su consumo de agua. Cada plan de pérdida de peso exitoso debe implicar que usted beba mucha agua cada día. Como mínimo, debe beber 12 tazas de agua durante los días de ayuno en las comidas bajas en calorías.
Incluya muchas verduras extra si tiene demasiada hambre. Si bien estamos haciendo todo lo posible por mantenernos en el límite de 500 calorías en los días en que ayunas, puedes agregar una o dos tazas de verduras de hoja verde para llenar tu estómago si tienes una sensación de hambre intensa.
Tómelo con calma en sus días de ayuno. No programe ninguna sesión de

ejercicios intensos en los días en que limite su consumo de calorías. Puedes mantenerte activo, pero no corra, levante pesas o hacer actividad física extenuante.

Las frutas deben limitarse en los días de ayuno. Si bien siempre lo aliento a comer muchas frutas frescas, ya que su día de ayuno se trata de mantener un conteo calórico bueno y bajo, comer más de una o dos tazas de fruta puede aumentar su nivel de calorías un poco demasiado. Use la moderación extrema al agregar cualquier fruta a su plan de alimentación del día de ayuno.

Tenga en cuenta estos consejos cuando comience sus días de ayuno. Esta información puede ayudar a darle una ventaja y, sin duda, hará que sus días de ayuno sean un poco más fáciles de superar. Sin embargo, después de tener algunos días de ayuno en su haber, encontrará que superar estos días es cada vez más fácil. De hecho, si usted es como muchas otras personas que se apegan a los planes de pérdida de peso en ayunas intermitentes, es posible que decida introducir un día adicional de ayuno en la mezcla una y otra vez.

Ahora estamos listos para comenzar con las cosas buenas: sus recetas de 500 calorías para la primera semana. Te daré algunas recetas para elegir. Si no te gusta uno, siempre puedes probar uno de los otros.

Tacos Blancos De Pollo
Sirve a una persona

Ingredientes

3 onzas de Pechuga de pollo sin piel a la parrilla

Dos tortillas de maíz de 6 pulgadas

¼ taza de alubios negros.

Lechuga picada, tomate, cebolla, salsa

¼ taza de arroz, integral o español.

¼ taza de aguacate, en cubos.

Spray de cocina de aceite de oliva virgen extra

Instrucciones

Rocíe las pechugas de pollo con aceite de olivaextra virgen y ase a la parrilla hasta que esté listo. Envuelva el pollo asado en una tortilla caliente y rellene con lechuga, cebolla, tomate, aguacate y salsa. Coma éste con un poco de arroz y alubios negros al plato. Para obtener una comida similar en los restaurantes, pida dos tacos blandos de pollo sin queso, crema agria o cualquier otro extra que no sea salsa. También puede sustituir el pollo con camarones, pescado o carne magra.

Barras inteligentes

Esta receta hace 32 barras. Puede congelarlos para comer durante toda la semana como un snack o comer dos o tres barras en sus días de ayuno.

Ingredientes
1 taza de avena de cocción rápida
½ taza de semillas de girasol
½ taza de germen de trigo tostado
2 huevos grandes
1 banana madura, pelada y cortada en trozos
½ taza de albaricoques secos.
½ taza de nueces de pacana.
½ taza de pasas
½ taza de arándanos secos.
½ taza de leche instantánea sin grasa
¼ taza de harina de pastelería integral
1 cucharadita de canela
1/3 taza de jarabe de arce
1 cucharadita de extracto de vainilla

Instrucciones

1. Precaliente el horno a 350ºF. Cubra un molde para hornear de 9 × 13 pulgadas con spray antiadherente.
2. Mezcle la avena, las semillas de girasoles, los albaricoques, las nueces, las pasas, los arándanos, la leche en polvo, la harina y la canela con su procesador de alimentos hasta que todos los ingredientes estén finamente picados. Luego agregue el jarabe, la banana, los huevos y la vainilla y añada todo a la mezcla final.
3. Transfiera la mezcla a la sartén, humedezca las yemas de sus dedos con agua fría y presione hacia abajo para que todo esté nivelado. Hornee hasta que la mezcla esté dorada y firme al tacto, esto demora unos 20 minutos.
4. Enfriar en la sartén y cortar en 32 barritas.

Tiras de Pavo a la Miel y Mostaza
Rinde: 4 tiras - solo come dos en tus días de ayuno

Ingredientes
¼ taza de Dijon o mostaza amarilla
2 cucharadas de miel
¾ taza de migas de pan integral de trigo integral
½ cucharadita de salsa de soja reducida en sodio
Una libra de pechuga de pavo sin piel y sin huesos, cortada en tiras

Instrucciones
1. Precaliente el horno a 400ºF. Rocíe una bandeja para hornear con un spray antiadherente saludable.

2. Use un batidor para combinar la salsa de miel, mostaza y soja en un tazón pequeño. Poner las migas de pan en un plato de papel. Sumergir las tiras de pavo en la mezcla y luego enrollar en

las migas de pan. Rocíe las tiras con el spray antiadherente y hornee a 400 grados durante 20 a 25 minutos.

Capítulo 4 - Semana 2: Ayuno Intermitente, recetas de 500 calorías.

Chili de Tortilla y Queso

Ingredientes
1 ½ tazas de chili vegetariano
2 cucharadas de cebolletas picadas
2 tazas de verduras mixtas
8 chips de tortilla, rotos
2 cucharadas de queso cheddar rallado
1 cucharada de aderezo para ensaladas italiano bajo en grasa

Instrucciones

Caliente el chile y cúbralo con cebolletas, un poco de queso y los trozos de tortilla rotos. Sirva con una ensalada grande y verde para una diversión, llenando el almuerzo o la cena.

Arroz Frito Con Camarones

Ingredientes
1 taza de arroz integral cocido
1 diente de ajo, picado
1 cucharada de aceite de sésamo
1 cucharada de salsa de soja baja en sodio
1 cucharada de jengibre rallado
3 onzas de camarones precocidos
2 tazas de bok choy o col rizada

Instrucciones

Saltea los primeros cinco ingredientes y luego agrega los camarones y el bok choy / col rizada. Cocine durante unos cinco minutos en su sartén a temperatura baja a media.

Batido de banana con proteínas

Ingredientes
1 porción de proteína de suero de leche sabor vainilla
1 taza de banana en rodajas
1 porción de leche chocolatada de almendras
1 porción de aceite de linaza

Instrucciones

Pelar y cortar la banana y poner en la licuadora.
Añadir una cucharada de mezcla de proteína de suero de leche sabor vainilla.
Añadir media taza de hielo picado.
Añadir una cucharada o dos de aceite de linaza.
Mezclar todo hasta que esté cremoso y beber.

Capítulo 5 - Semana 3: Ayuno Intermitente, Recetas de 500 calorías

Tacos De Bistec y Pimientos

Ingredientes
1 cucharada de aceite de oliva
1 cucharadita de comino
1 diente de ajo, picado
Tiras de bistec de 3 onzas (use bistec redondo con muy poca grasa visible)
1 media taza de pimientos verdes y rojos en rodajas
Una media taza de cebolla en rodajas
2 tortillas pequeñas de grano entero (6 pulgadas)
4 cucharadas de salsa
2 cucharadas de crema agria baja en grasa

Instrucciones

Saltee el aceite de oliva, el ajo y el comino durante un minuto en una sartén. Agregue las tiras de carne y cocine durante aproximadamente 5 minutos a un nivel de calor bajo / medio. Agregue el pimiento y las cebollas y cocine por unos 10 minutos más. Póngalo todo junto en una tortilla, cubra con salsa / crema agria y disfrute.

Papas Rellenas De Chili Y Queso

Ingredientes
1 papa mediana
½ taza de pavo o chili vegetariano.
2 tazas de brócoli picado
¼ taza de queso cheddar rallado (opcional)

Instrucciones

Hornear la papa en el microondas durante 5 a 7 minutos. Envuelva la papa en papel de aluminio y deje reposar durante 5 minutos. En una olla calentar el chile y el brócoli picado. Corte la papa a lo largo y cúbrala con la mezcla de chili / brócoli. Si lo desea, espolvoree el queso para dar un poco de sabor adicional y textura.

Pollo cajún y arroz sucio

Ingredientes
1 cucharadita de condimento de cajun seco
4 onzas de pechuga de pollo
2 cucharaditas de aceite de oliva
2 dientes de ajo, picados
1 taza de cebolla picada
1 pimiento verde, cortado en cubitos
2 cucharadas de pasta de tomate
Salsa tabasco, a gusto.
¾ taza de arroz integral precocido

Instrucciones

Espolvoree el condimento sobre el pollo y hornee o ase hasta que esté listo. Agregue aceite a la sartén y saltee la cebolla, el pimiento, la pasta de tomate, el ajo y la salsa Tabasco durante tres minutos. Agregue el arroz intregral precocido y saltee durante otros 5 minutos. Servirlo todo encima del pollo.

Capítulo 6 - Semana 4: Ayuno Intermitente, Recetas de 500 calorías

Postre Crujiente de Mantequilla de Maní y Manzana

Doble la receta para 400 calorías. Puedes comer 2 ½ de estos en tus días de ayuno o mezclarlos con parte de otra receta como tu postre bajo en calorías.

Ingredientes

1 manzana mediana
½ cucharada mantequilla de maní
½ taza de cereal - prueba el cereal original Fiber One

Instrucciones

Cortar la manzana en cuatro rebanadas y extender la mantequilla de maní. Cubra con el cereal para obtener un bocadillo crujiente y dulce que toma solo unos minutos para hacer.

Churrasco con Ensalada de Rúcula y Batatas Fritas

Rinde 2 porciones, aproximadamente 390 calorías por porción

Igredientes

½ cucharada aceite de oliva
8 onzas churrasco
1 cucharadita sal kosher
½ cucharadita Pimienta negra
1 bolsa de rúcula (5 onzas)

Para las batatas fritas:

1 batata
2 cucharaditas aceite de oliva
Sal y pimienta a gusto
Spray para cocinar

Instrucciones

1. Precaliente el horno a 400 grados F.

2. Corte la papa en palitos de una pulgada y cúbralos con sal, pimienta y aceite. Cubra la bandeja para hornear con un spray antiadherente saludable y separe las rodajas de bata en una sola capa. Hornéalos hasta que estén dorados y crujientes. Tarda unos 35 minutos.

3. Mientras se cocinan las batatas, caliente el aceite en una sartén grande a fuego alto. Sazone su churrasco con sal y pimienta. Cocine por 2 a 3 minutos por lado.

4. Transfiera al horno y cocine durante aproximadamente 8 minutos para un churrasco de tamaño medio. Puedes cocinar más tiempo si te gusta el tuyo bien cocido.

5. Poner todos los ingredientes juntos y rociar con vinagre balsámico a gusto.

Capítulo 7 - Conclusión

Hay literalmente cientos de recetas con las que puedes experimentar durante tus días de ayuno. La dieta de ayuno intermitente no requiere que te limites a ninguna lista de recetas, así que siéntete libre de experimentar y probar cosas nuevas. En algunos días de ayuno, podría comer simplemente dos pechugas de pollo (aproximadamente 400 calorías), una ensalada verde grande (prácticamente sin calorías) y una cucharada de mantequilla de almendras natural (aproximadamente 100 calorías). Sí, ese es un día bastante simple y ordinario de comida, pero ese tipo de creaciones culinarias simples funcionan en un apuro.

Lo principal que querrá hacer es vigilar su ingesta calórica. Haz tu mejor esfuerzo para mantenerte alrededor de 500 calorías en los días en que estás en modo de ayuno completo. Por supuesto, puede usar recetas de la semana 4 durante la semana 1 y viceversa. No tenga miedo de mezclar las cosas y divertirse un poco probando nuevos alimentos durante sus días de ayuno.

Y recuerde la importancia de comer solo un poco más de lo habitual en los días anteriores a su día de ayuno. El día 6 se trata de divertirse un poco y llenar su barriga un poco más de lo normal antes de que haga todo lo posible y reduzca su ingesta de calorías a 500 calorías.

Sigue con esto y trata de encontrar otras recetas bajas en calorías para probar tus días de ayuno. Beba mucha agua y use esas verduras de hoja verde para llenarse cuando ya está cerca de su límite calórico del día, pero desea evitar esos dolores de hambre.

Pruebe el Plan de dieta intermitente durante cuatro semanas y creo que se sorprenderá de los resultados. Y si realiza este plan de dieta junto con el ejercicio (como lo recomiendo en mi libro electrónico de dieta de ayuno intermitente) verá que la grasa corporal se derrite como nunca antes había soñado.

¡Buena suerte en tu viaje a una TU más delgada y saludable!

Parte 2

Capítulo 1 – Introdução

Você está pronto para dar à Dieta do Jejum Intermitente uma chance? Se está, acredito que você vainotar alguns incríveis resultados devido ao seu esforço. Essa dieta se provou eficaz para milhares de pessoas de todo o mundo. Eu mesmo a usei para perder quase 22 quilos! Essa é uma dieta que você pode implementar como uma alternativa saudável à típica Dieta Ocidental.

Um desafio que muitas pessoas enfrentam quando tentam a Dieta do Jejum Intermitente pela primeira vez são aqueles dias nos quais elas têm que comer uma quantidade limitada de calorias. Esses dias se mostram desafiadores por algumas razões:

1. Não estamos acostumados a passar sem comida por mais do que algumas horas no

mundo de hoje. Vamos admitir – vivemos em uma sociedade na qual poderíamos comer "junkfood" 24 horas por dia se quiséssemos. Parece ir contra nossos princípios limitar nossa ingestão de calorias por um dia inteiro.

2. Frequentemente, é difícil planejar refeições pequenas para aqueles dias em que estamos "jejuando". As pessoas comumente me perguntam o que elas deveriam comer nos seus dias de calorias limitadas, e parecem ter dificuldades de criar planos alimentares.

Esse livro foi desenvolvido para ajudar você com esses dois aspectos de seu dia semanal de jejum. No capítulo introdutório, darei a você uma visão geral da Dieta do Jejum Intermitente e algumas dicas sobre como lidar com os dias de ingestão limitada de calorias.

E nos capítulos seguintes, darei a você algumas refeições simples e saborosas que têm por volta de 600 calorias cada. Você terá várias refeições dentre as quais escolher para as primeiras quatro semanas de Jejum Intermitente. Eu uso essas refeições como parte do meu próprio plano alimentar semanal, e sei que elas providenciam os nutrientes essenciais que você precisa para passar por seus dias de jejum com todo o sucesso.

Se você está pronto, é hora de se mexer! Vamos dar uma rápida olhada no que consiste a Dieta do Jejum Intermitente, e falar sobre algumas maneiras que você pode lidar com suas dificuldades iniciais durante seus dias semanais de jejum.

Entendendo a Dieta do Jejum Intermitente

Com um nome como esse, deve ser bem óbvio sobre o que é esse plano de perda de peso. Essa dieta coloca você em um ciclo que envolve tirar alguns dias da semana para jejuar – comendo apenas um número bem limitado de calorias. Agora, eu nunca defendi o jejum completo – passar 24 horas sem nenhuma caloria – porque essa não é a melhor prática para perder peso ou viver uma vida saudável.

Entretanto, tirar um dia da semana para limitar sua ingestão calórica pode muito bem ser o modo mais saudável que existe para perder peso e melhorar seus níveis gerais de saúde e condição física. Veja, nós vivemos num mundo em que gastamos tanto tempo nos empanturrando, que muitas vezes esquecemos que nossos ancestrais não tinham esse luxo.

Aqui é onde a coisa fica séria quando tratamos de jejum intermitente. Milhares de anos atrás, os seres humanos geralmente viviam como caçadores/coletores. Isso significava que havia tempos tanto de fartura como de fome. Nossos antecessores não tinham a possibilidade de correr até a loja da esquina para se encher de donuts antes de seus dias começarem. Essas eram pessoas esbeltas, fortes e austeras, que dependiam de sua astúcia para comer.

Nós não sabemos tudo sobre como os antigos humanos comiam no dia-a-dia. Mas cientistas determinaram que os caçadores/coletores do passado comiam muito nos dias em que tinham acesso à comida, mas acabavam tendo que jejuar pelo menos alguns dias toda semana, quando as calorias ficavam muito reduzidas.

Uma semana típica na vida de um desses humanos ancestrais talvez incluísse comer carne fresca de um animal recém morto – em abundância – por dois ou três dias. Mas então, quando havia necas para comer, chegava um momento de relativa redução calórica. Talvez essas pessoas tivessem que subsistir de vegetação selvagem, frutas e nozes por alguns dias. E, na maioria das vezes, provavelmente havia alguns dias na semana nos quais muito pouca comida estava disponível.

Parece bem sombrio, não? Bem, ao longo de milhares de anos, a espécie humana, sempre adaptável, prosperou comendo dessa maneira. Isso foi muito antes das revoluções agrícolas e industriais que levaram diretamente à maneira não muito saudável que comemos hoje.

Então, o que podemos aprender com as dietas de nossos ancestrais? Algumas coisas:

Primeiro – Ter de passar um dia de cada semana sem comida não é o fim do mundo. Na verdade, nosso DNA pode muito bem ser "programado" para melhorar o desempenho metabólico durante esses períodos de ingestão calórica reduzida.

Segundo – Somos capazes de lidar mentalmente com um dia em cada semana no qual não comemos muitas calorias. Talvez não gostemos disso – e tenho certeza de que nossos ancestrais também não gostavam. Mas o ponto é que é totalmente factível, e a prática de jejuar semanalmente pode ajudar a melhorar nossa mentalidade enquanto ajuda a melhorar nossos níveis gerais de saúde.

Então, como se parece um típico dia de Jejum Intermitente? Aqui vai um apanhado do meu método preferido de dispor seu plano alimentar semanal.

Dias 1 – 5: Coma ligeiramente abaixo do seu nível de manutenção de ingestão calórica (o nível que você precisa comer para manter o mesmo peso). Isso geralmente fica entre 1500 e 2000 calorias para a maioria das pessoas.

Dia 6 – Coma um pouco mais do que seu nível de manutenção de ingestão calórica. Isso significa que você deve comer entre 2500 e 3500 calorias.

Dia 7 – Esse é o dia do jejum. Você comerá entre 600 e 700 calorias nesses dias. Para os propósitos desse livro, você comerá nos níveis mais baixos dessa amplitude, ingerindo por volta de 600 calorias no seu dia semanal de jejum.

Como você pode ver, há um fluxo muito lógico a ser seguido quando você começa a Dieta do Jejum Intermitente. A primeira semana é geralmente um pouco difícil, já que as pessoas têm de fazer ajustes aos seus estilos de vida. Porém, uma vez que a coisa pegue no tranco e você esteja na dieta por algumas semanas, você logo perceberá por que tantas pessoas fazem do jejum intermitente um modo de vida.

Mas eu AMO comer!!!

Essa é uma exclamação comum que muitas pessoas fazem quando alguém as diz que irão fazer uma dieta na qual a comida é muito limitada em um dia específico da semana. Em resposta a essa questão, uma de minhas citações favoritas sobre dietas é:

"Nada tem um gosto tão bom quanto ser magro!"

Tenha isso em mente naqueles dias de jejum, e você passará por eles mais fácil do que imagina. E uma vez que seu corpo tenha se acostumado com o padrão do Jejum Intermitente -

5 dias de alimentação relativamente normal;

1 dia de alimentação acima do normal;

1 dia de "jejum" de baixa caloria;

Você descobrirá que ainda pode comer algumas das suas comidas preferidas, e que não vai ligar para aquele dia de jejum que aparece a cada 7 dias. E além disso, uma vez que você comece a ter uma aparência melhor e se sentir melhor do se sentia em anos– tudo como resultado de seguir a Dieta do Jejum Intermitente – você se perguntará por que não começou essa dieta antes!

Por que o Jejum Intermitente ajuda com a perda de peso?

Há na verdade vários estudos que já foram feitos para provar a efetividade do Jejum Intermitente para a perda de peso. Encurtando a história, o Jejum Intermitente parece essencialmente ajudar nosso metabolismo a resetar e seguir funcionando em ritmos melhores. Lembre-se, nossos ancestrais pré-históricos tinham que ser fortes, rápidos e preparados para qualquer coisa que aparecesse em seu caminho. Isso significa que o estilo de alimentação deles tinha que manter seus metabolismos funcionando em marcha acelerada.

O problema com a tradicional dieta de 3 refeições grandes e vários lanchinhos por dia é que ela tende a deixar nosso metabolismo lento, e não muito bom para nada exceto armazenar gordura. De forma simples – quando você come do mesmo jeito todo dia, seu metabolismo não tem motivo para trabalhar duro por você. Seu corpo sabe o que esperar e sabe que pode facilmente estocar os excessos de calorias como gordura para uso futuro.

Mas o problema real é que não há uso futuro para os quilos e quilos de gordura corporal que tanta gente carrega hoje em dia. Ao invés de usar a gordura para manter nossos corpos funcionando nos tempos de vacas magras, nós na verdade nunca passamos pelos tempos de vacas magras. Então, nosso metabolismo muda para marcha lenta, e a gordura só continua acumulando, ano após ano.

Mas quando você dá uma mudada nas coisas implementando o Jejum Intermitente, algo marcante acontece com seu metabolismo – ele acorda e começa a operar da melhor forma. Isso quer dizer que seus níveis de energia aumentam, que a gordura corporal derrete como nunca antes, e que você começa a levar uma vida mais enérgica e vital.

Ao balancear todos os três aspectos da Dieta do Jejum Intermitente – vários dias de ingestão calórica relativamente normal, seguidos de um dia de comilança e encerrados com um dia de calorias muito limitadas, nosso metabolismo realmente não sabe o que esperar. Como resultado, processos metabólicos começam a pegar fogo como nunca antes. E você acaba queimando gordura em tempo recorde.

Eu vi isso funcionar, em primeira mão, para dezenas de pessoas, e percebi o poder do Jejum Intermitente para perda de peso na minha própria vida. Esse ciclo semanal efetivamente reseta o metabolismo e o impede de funcionar naquele ritmo lento de piloto automático sobre o qual acabamos de falar.

No próximo capítulo, falaremos brevemente sobre a Dieta do Jejum Intermitente um pouco mais. Então passaremos para as receitas e refeições da sua primeira semana de 600 calorias.

Capítulo 2 – Sobre a Dieta do Jejum Intermitente

Já discutimos um pouco sobre a Dieta do Jejum Intermitente, e você talvez esteja se coçando para começar. Antes disso, porém, eu queria te contar algumas informações breves para te ajudar a aprender mais sobre esse estilo alimentar. Você talvez descubra que algumas dessas dicas te ajudarão no futuro, enquanto procura modos de customizar a dieta além daquilo que compartilho com você nesse e-book.

Os 5 dias de alimentação normal, 1 dia de mais calorias e 1 dia de jejum são apenas uma maneira de abordar a dieta. As pessoas frequentemente experimentam combinações diferentes quando se acostumam a dedicar tempo àela. Você pode muito bem comer um pouco mais no dia um, moderadamente nos dias três a cinco, jejuar no dia seis e comer um pouco mais do que o normal no dia sete. Mas para simplificar, é melhor começar com o plano básico que dispus para você na introdução desse livro. Se você ficar entediado ou começar a perceber que não está perdendo peso, sinta-se livre para mudar as coisas um pouco.

Elimine a ideia de que jejuar significa absolutamente nenhuma caloria. A versão da dieta do JI que você usará com esse livro permite a você comer por volta de 600 calorias no seu dia de jejum. Você nunca passará um dia inteiro sem nenhuma comida quando estiver na dieta.

Tire o maior proveito do seu dia de jejum. Ao invés de programar seu dia seguinte em torno de comida e se preocupar com o que você vai comer em seguida, use esse dia para focar menos em comida e mais nas outras coisas que te dão prazer na vida.

Use o embalo do dia 6 (o dia da comilança) para aguentar o seu jejum. Já que você comerá um pouco mais no dia 6, aproveite isso para atravessar os períodos de fome e desejos por comida que você talvez experimente no jejum. Talvez comer um pouco mais de "junkfood" no dia 6 te ajude a ter a força de vontade necessária para passar pelo dia do jejum.

Sempre beba muita água. Isso se aplica a todos os sete dias do seu plano alimentar. As pessoas simplesmente não se esforçam o bastante para se manterem hidratadas. Vá além dos 8 copos de água recomendados por dia; tente pelo menos dobrar sua ingestão de água.

Não beba calorias. E já que estamos falando de bebidas – não gaste nenhuma de suas preciosas calorias diárias em drinks cheios delas. É muito fácil ingerir calorias em excesso quando você bebe muito leite, suco ou refrigerante. Tente fazer da água e do chá verde suas bebidas padrões durante a semana; especialmente no dia do jejum.

Mantenha essas informações em mente e faça uso delas quando começar a dieta. Eu te darei mais dicas e técnicas conforme progredimos ao longo do livro.

Agora, se está preparado, vamos passar para a sua primeira semana de planos de refeições para os seus dias de jejum de 600 calorias.

Capítulo 3 – Refeições de 600 calorias da semana 1

Ok, então estamos naprimeira semana. Você conseguiu passar por ela e está pronto para o seu primeiro dia de jejum com 600 calorias. Parabéns! A primeira vez pode ser difícil, mas com os planos de refeição desse capítulo, você passará por sua semana de iniciante com sucesso.

E não esqueça a recompensa: Você está fazendo o necessário para resetar e preparar seu sistema metabólico. Essa é a verdadeira chave para a perda de peso rápida!!

Plano de refeição 1 da semana 1 – Um simples plano alimentar para o seu primeiro jejum de cerca de 600 calorias.

Para esse primeiro dia de calorias limitadas, eu quero que você mantenha as coisas simples e tenha oportunidade de comer várias vezes durante o dia. Você talvez chegue num ponto no qual comerá todas as 600 calorias de uma vez, mas para a primeira semana, vamos espalhar as coisas um pouco.

Sabendo que você não está ingerindo todas as suas calorias diárias em uma só refeição, você estará melhor preparado para lidar com sua semana introdutória da Dieta do Jejum Intermitente.

Está preparado para fazer sua refeição? Ok, então aqui vamos nós...

Semana 1, plano alimentar #1

Café da manhã – cerca de 200 gramas de iogurte grego* (170 calorias)

Almoço – 1 banana (100 calorias) – 170 gramas de filé de peito de frango sem pele (200 calorias)

Jantar – 1 lata de atum em pedaços (100 calorias)

Para beliscos entre as refeições, coma uma salada verde simples ou duas xícaras de brócolis (em torno de 145 gramas). Esses lanches te ajudarão a se manter cheio e adicionarão somente cerca de 60 calorias para seu menu diário.

Esse plano de 600 calorias lhe proporciona muita proteína, algum carboidrato e fibra suficiente – nos vegetais verdes e na banana – para te manter se sentindo razoavelmente cheio e satisfeito ao longo do dia.

Certifique-se de tomar bastante água antes, durante e depois de cada refeição para manter a barriga cheia e lutar contra os acessos de fome.

* O iogurte grego pode ser comprado nos mercados, e cada potinho geralmente contém 100 gramas. Alternativamente, você pode prepara-lo em casa de maneira simples, usando iogurte natural e leite.

Semana 1, plano alimentar #2

Café da manhã – 3 ovos cozidos (240 calorias)

Almoço – 1 maçã media (75 calorias) &200 gramas de iogurte grego

Jantar – 110 gramas de filé de peito de frango (120 calorias)

Use o mesmo conselho que dei a você sobre as saladas/vegetais e água entre as refeições. Esse plano alimentar deve ajudá-lo a passar o dia sem se sentir como se estivesse se privando demais.

Semana 1, plano alimentar #3

Café da manhã – 6 fatias de bacon de peru (210 calorias)

Almoço – 2 kiwis (cerca de 90 calorias) & 2 colheres de sopa de pasta de amendoim natural (180 calorias)

Jantar – uma porção de 110 gramas de salmão grelhado (190 calorias)

Recapitulando sua primeira semana na Dieta do Jejum Intermitente

Enquanto avançamos nos planos alimentares e receitas para semanas futuras, lembre-se do conselho de lanchar saladas pequenas e vegetais verdes, e de beber muita água durante o dia.

Eu dei a você três diferentes planos de refeições para escolher na primeira semana. Sei que todo mundo é diferente, então espero que você possa usar um desses planos, ou uma combinação dos três, para pensar em um menu que funcione para sua primeira semana na dieta.

Note que todos os planos de refeições são criados para manter você comendo proteínas magras e saudáveis, um pouco de gordura boa, carboidratos reduzidos, mas muita fibra. Sei que a maioria das pessoas não são exatamente fãs de comer tão poucas calorias, mas os planos dessa primeira semana devem ajudá-lo a ver que você não vai passar fome de maneira nenhuma.

Agora que passou pela primeira semana, vamos partir para alguns planos de refeições para usar durante a semanas dois do jejum.

Capítulo 4 – Refeições de 600 calorias da semana 2

Nesse ponto de sua jornada de perda de peso, você chegou à semana dois da Dieta do Jejum Intermitente. Essa é geralmente a semana na qual as pessoas começam a se sentir mais confortáveis e mais capazes de lidar com um jejum uma vez por semana. Nunca fica 100% fácil, já que todos gostamos de comer. Porém, quando tiver chegado ao dia de jejum dessa semana, você começará a se acomodar e ficar mais confortável com o processo.

Por agora, você também deve estar notando alguma perda de peso. A quantidade que as pessoas perdem varia, mas não é incomum perder até 4 ou 5 quilos durante as duas primeiras semanas de JI. Algumas pessoas até mesmo reportam perdas de quase 7 quilos nas primeiras semanas.

É importante lembrar que um pouco do peso que você perde nas primeiras semanas é, na verdade, água. Ao comer melhor e ter um jejum semanal de baixa caloria, você acaba expelindo um pouco do carboidrato armazenado em seu sistema. Quando isso acontece, não é incomum perder um pouco de peso de água. Mais um motivo para tomar muita água todo dia.

Mas um pouco do que você perde é gordura corporal. E conforme passamos da semana 2 para a 3, você pode esperar uma certa diminuição na perda de peso de água, enquanto experimenta rápida queima de gordura.

Com tudo isso dito, passemos aos planos de refeições que preparei para você durante a semana dois da Dieta do Jejum Intermitente...

Plano de refeições da semana 2

O plano dessa semana é um padrão que você pode preparar na noite anterior ao jejum, e tê-lo pronto para comer ao longo do seu dia de 600 calorias. Ao invés de dar a você três diferentes refeições, você simplesmente prepara tudo e come durante o dia, quando tiver fome...

Misture os seguintes ingredientes:

Cerca de 570 gramas de abóbora (150 calorias)
Cerca de 200 gramas de iogurte grego (170 calorias)
1 banana amassada (100 calorias)
1 colher de sopa cheia de pasta de amendoim natural (100 calorias)
2 colheres de sopa de mel orgânico (60 calorias)

Misture bem esses ingredientes e armazene-os na geladeira em um recipiente fechado. Coma aproximadamente 1/3 da mistura de manhã, tarde e noite. E é claro, continue sua prática de comer vegetais verdes durante o dia e beber muita água.

Eu sugiro que você faça dessa refeição uma constante em sua dieta. Ela é cheia de proteínas, vitamina A, fibra (abóbora é uma supercomida rica em fibra e vitamina A) e gorduras saudáveis.

Essa receita saudável e saborosa deve fazer você passar facilmente pela semana 2. É um pouco diferente do que fizemos em sua primeira semana de dieta, mas te ajuda a ver o quão fácil é criar refeições rápidas, baratas e saudáveis que você pode preparar na hora.

Esse combo de abóbora/iogurte é muito bom, e a adição do mel dá a ele um sabor doce que você com certeza vai gostar. Você também pode adicionar canela à mistura, se quiser. Sabe-se que a canela também ajuda a perder um pesinho extra, então sinta-se livre para colocar um pouco nessa guloseima de abóbora e iogurte para melhorar seus esforços de perda de peso.

Para a semana três, voltaremos para um padrão mais tradicional de café-da-manhã/almoço/janta para seu dia de jejum. Mas certifique-se de manter essa receita em mente como um café da manhã saudável para seus outros dias. É fácil de fazer e você pode até preparar uma porção grande no domingo para ter cafés da manhã pré-prontos para toda a semana.

Capítulo 5 – Refeições de 600 calorias da semana 3

Depois da ligeira mudança do plano de refeições da semana 3, voltamos para o básico com o plano da semana 4. Vou lhe dar alguns dias de cafés-da-manhã, almoços e jantares para seus jejuns de calorias reduzidas. Como venho dizendo desde o início, continue a comer vegetais verdes e beber muita água entre as refeições principais. Isso ajuda a se manter cheio e providencia as fibras e a hidratação adicional que seu corpo precisa durante um período de ingestão reduzida de calorias.

Antes de iniciar com as refeições/receitas para essa semana, porém, você deveria tirar um momento para celebrar os sucessos que com certeza experimentou nas últimas três semanas. Por agora, você deve estar vendo a gordura queimar como nunca. Essa tendência vai com certeza continuar nas próximas semanas! E vou até mesmo te passar umas dicas depois sobre como aumentar a eficiência da queima de gordura na dieta.

Aqui estão algumas ideias de refeição para usar na semana 3:

Semana 3, plano de refeição #1

Café da manhã – 2 ovos (médios) mexidos. Simplesmente misture dois ovos inteiros numa tigela com umas duas colheres de sopa de água e misture numa frigideira de 3 a 5 minutos em fogo médio. (cerca de 240 calorias)

Almoço – 1 maçã grande (90 calorias)

Jantar–150 gramas de filé de peito de frango sem pele (170 calorias)

Semana 3, plano de refeição #2

Essa é outra receita que você pode preparar facilmente e dividir em terços. Misture 2 xícaras de queijo cottage, 2 colheres de sopa de semente de linhaça, 2 colheres de sopa de mel e 1 banana amassada. Mecha até que todos os ingredientes estejam bem misturados. Termine adicionando canela. (cerca de 350 calorias)

Você pode ir pela rota convencional e usar o plano #1, se gostar de algo diferente para cada refeição, ou pode usar o #2 para ter uma refeição preparada para o dia. Eu gosto de misturar as coisas de tempos em tempos, então mantenha ambos os planos/receitas em mente enquanto continua na Dieta do Jejum Intermitente.

No capítulo 6, traremos uma abordagem totalmente diferente para a alimentação no seu jejum, e quebraremos a regra de ouro de não beber suas calorias. Quando estiver pronto, siga para o próximo capítulo para encontrar um shake de proteínas superpoderoso que vai te levar ao seu último dia de jejum do mês...

Capítulo 6 – Refeições de 600 calorias da semana 4

A receita de hoje vai requerer um liquidificador. Vamos nos divertir e misturar uma vitamina superpoderosa para te ajudar em seu dia de jejum. Essa vitamina contém apenas cerca de 300 calorias, então certifique-se de comer mais vegetais verdes hoje. Tente comer 4 xícaras de brócolis, espinafre ou couve-de-folhas entre as refeições.

Aqui vai sua última refeição do jejum de 600 calorias:

A Vitamina de Proteínas

Ingredientes:

½ xícara de leite desnatado
Cerca de 285 gramas de iogurte grego

Cerca de 570 gramas de abóbora (150 calorias)
Cerca de 170 gramas de abacaxi picado (pouco menos de 1 xícara de chá)
2 colheres de sopa de manteiga de amêndoa
1 xícara de gelo

Modo de preparo:

Coloque todos os ingredientes e misture em velocidade média por entre 1 e 2 minutos. Misture até ficar homogêneo e fácil de beber. Divida a vitamina em três copos e beba um de manhã, um a tarde e o ultimo algumas horas antes de dormir.

Essa vitamina te deixa surpreendentemente cheio, é carregada de proteínas e contém alguns ácidos graxos e fibras essenciais para completar. Essa é mais uma daquelas receitas que você vai querer ter à mão, já que é fácil de fazer e você pode curti-la em outros dias da sua dieta enquanto continua a cumprir seus objetivos de perda de peso.

Isso nos leva ao fim do primeiro mês de receitas para os dias de jejum de 600 calorias. Uma vez que passe do primeiro mês, sinta-se livre para misturar essas receitas nos seus dias de jejum. E mantenha as receitas em mente para usar nos outros dias de sua dieta.

Capítulo 7 – Ajuda extra com a Dieta do Jejum Intermitente

Aqui vão algumas dicas que vão te ajudar na sua busca da queima de gordura. A dieta sozinha deverá te ajudar a perder bastante peso. Entretanto, essas dicas vão levar sua perda de peso para um outro nível.

1 - Fique ativo

Tente se exercitar por pelo menos meia hora por dia, 5 dias por semana. O que você vai fazer não importa; apenas mantenha o corpo se movendo. Você só precisa elevar sua frequência cardíaca até cerca de 70% ou 80% do seu máximo, 5 vezes por semana. Sessões de meia hora são ótimas, e lhe possibilitam terminar seus exercícios rapidamente.

Apenas certifique-se de encontrar algo que você goste. Você terá mais chances de persistir em seu regime de exercícios se curtir o que está fazendo. Se você for muito sociável, tente se juntar a algum time de esporte local ou alguma aula de exercícios. Se for do tipo "lobo solitário", caminhadas/corridas longas ou uma área para fazer exercícios em casa são uma boa pedida.

2 - Esquente as coisas para lutar contra os acessos de fome

Você vai ficar faminto nos seus dias de jejum. Acontece com todo mundo. Se está comendo as refeições desse livro, bebendo muita água e lanchando vegetais verdes, você ainda pode experimentar períodos de fome. A melhor forma de encará-los é esquentando uma xícara grande de chá verde. Parece que bebidas quentes têm a tendência de te fazer sentir-se mais cheio do que bebidas geladas. Então, se estiver cansado de sempre sentir fome, considere beber algumas xícaras grandes de chá verde todo dia.

3 - Um dia de jejum por vez...

Minha dica final é não pensar em termos de ter que fazer jejum uma vez por semana pelo resto da vida. Dê a si mesmo uma folga mental não focando no seu dia de jejum até ele chegar. Curta o resto da semana, e aproveita seu dia de comilança. Não faça sua vida mental inteira girar em torno daquele dia de jejum. Lembre-se, você pode fazer qualquer coisa por um dia, se estiver motivado. Concentre suas energias em aproveitar os outros dias da dieta, e você passará pelo jejum facilmente.

Até quando seu estômago está roncando, a luta é mental. Se conseguir passar por apenas um dia de cada semana comendo menos calorias, você rapidamente atingirá seus objetivos de perda de peso, e se sentirá melhor do que se sentiu em anos.

Capítulo 8 – Conclusão

Se você andou lendo em tempo real – realmente fazendo seu caminho através de quatro semanas de Jejum Intermitente – provavelmente já perdeu, por agora, um tanto de gordura corporal. Parabéns, e mantenha o bom trabalho! Você pode ficar na dieta JI para o resto da vida, se quiser.

E se ainda não começou sua dieta, agora é a hora! Volte para a primeira semana de refeições e comece. Você vai ficar impressionado com o quão rápido se ajusta a esse estilo de alimentação, e com como o seu corpo reage, realmente queimando gordura a um ritmo acelerado.

Obrigado por tirar um tempo para ler esse livro. E boa sorte em seus esforços para entrar em forma e queimar gordura usando a efetiva e comprovada Dieta do Jejum Intermitente!

www.ingramcontent.com/pod-product-compliance
Lightning Source LLC
Chambersburg PA
CBHW071907070526
44583CB00016B/1886